AF467518

Docteur M. BOULOS

Interne a l'Asile d'aliénées de Chateau-Picon

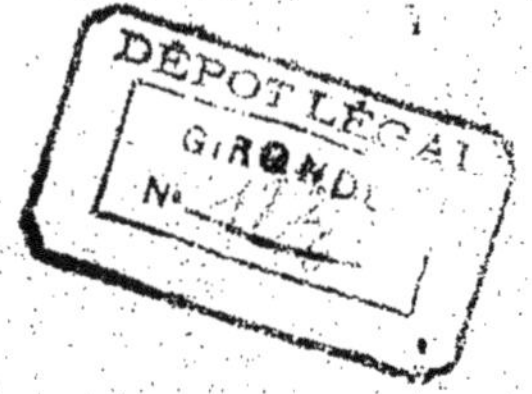

TRAITEMENT de la Paralysie Générale par la Tuberculine

BORDEAUX
IMPRIMERIE DE L'UNIVERSITÉ
Y. CADORET
17, Rue Poquelin-Molière, 17

1918

DOCTEUR M. BOULOS

INTERNE A L'ASILE D'ALIÉNÉES DE CHATEAU-PICON

TRAITEMENT

de la

Paralysie Générale par la Tuberculine

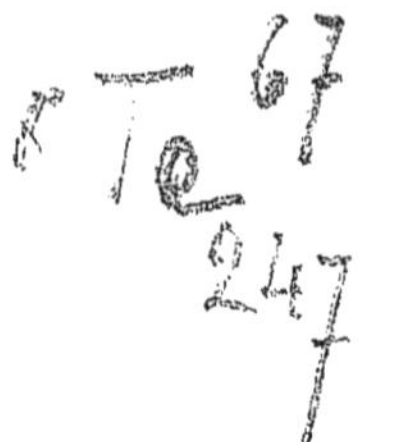

BORDEAUX
IMPRIMERIE DE L'UNIVERSITÉ
Y. CADORET
17, Rue Poquelin-Molière, 17

1918

A LA MÉMOIRE DE MES PARENTS

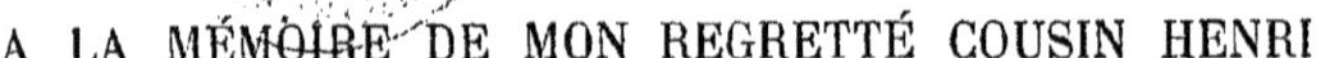

A LA MÉMOIRE DE MON REGRETTÉ COUSIN HENRI

Arraché prématurément par la mort à la noble carrière médicale que nous avions choisie ensemble.

A MON FRÈRE

A MA SŒUR

Faible témoignage de ma reconnaissance et de mon amour fraternel.

A MES ONCLES

MESSIEURS JACQUES, JOSEPH ET GEORGES BEKHYT

Ce sera le but de ma vie que d'essayer de vous rendre tout le bien que vous m'avez fait.

A MONSIEUR LE DOCTEUR TORELLA

Médecin en chef de l'Hôpital européen d'Alexandrie.

A MONSIEUR LE DOCTEUR MODINOS

Médecin adjoint de l'Hôpital européen d'Alexandrie.

A mon Maître,

MONSIEUR LE DOCTEUR ANGLADE

Médecin en chef de l'Asile d'aliénées de Château-Picon.

A mon Président de Thèse,

MONSIEUR LE PROFESSEUR PITRES

Doyen honoraire de la Faculté de Médecine de Bordeaux,
Professeur de Clinique médicale à la Faculté de Médecine de Bordeaux,
Membre associé national de l'Académie de Médecine,
Commandeur de la Légion d'honneur,
Officier de l'Instruction publique.

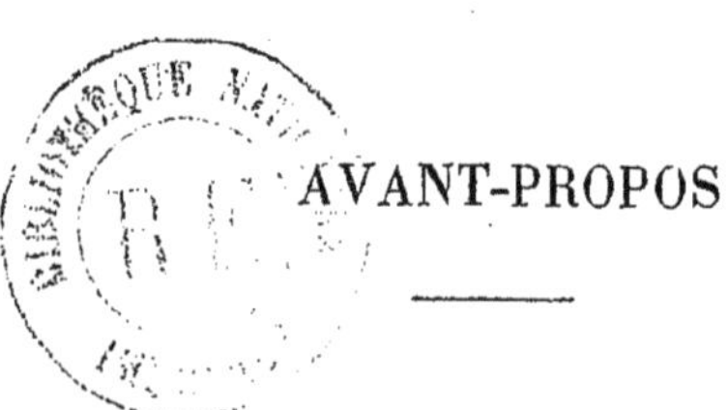

AVANT-PROPOS

Avant d'aborder notre sujet, au moment d'entrer dans la carrière médicale, nous sommes heureux de remplir un devoir consacré par une pieuse coutume, une douce tradition. Il nous est particulièrement agréable de donner ici un témoignage public de notre profonde gratitude et de notre respectueuse estime pour tous nos maîtres.

C'est avec la plus grande bienveillance que tous nos professeurs de la Faculté de Médecine de Beyrouth, auprès desquels nous avons passé plusieurs années, nous ont accueilli dans leurs cours ou leurs services respectifs. Nous ne saurions oublier toutes leurs marques d'intérêt à notre égard, ni la haute valeur de leurs enseignements.

C'est également avec la plus grande attention que nous avons suivi les doctes et magistrales leçons de nos professeurs de la Faculté de Bordeaux où nous avons fini de parcourir le cycle de nos études médicales. Eux aussi nous ont prodigué leurs conseils éclairés et leurs témoignages de sympathie. Les uns et les autres nous ont inspiré le vif amour de notre profession si délicate, et dans le cours de notre carrière nous ne saurions mieux faire que de mettre à profit leurs exhortations et leur exemple.

Mais nous ne saurions aller plus avant sans remercier surtout M. le Dr Anglade dans le service duquel nous sommes interne depuis près de deux ans. Il devait, lui aussi, bien souvent, nous témoigner sa bienveillance : ce fut lui qui conduisit nos premiers pas dans cette science difficile qu'est la psychiatrie; nous le remercions de nous avoir rendu attrayante cette branche de la médecine en laquelle, par ses hautes qualités d'observation et son haut sens clinique, il est devenu un maître incontesté. Nous le remercions également d'avoir bien voulu nous inspirer la première idée de ce travail et de nous avoir fourni tous les renseignements nécessaires à sa bonne exécution.

Que M. le professeur Pitres, qui a bien voulu accepter la présidence de notre thèse, trouve ici l'hommage de notre profonde gratitude.

Nous remercions aussi notre cher ami, M. le Dr Kamal, pour tous les renseignements qu'il a bien voulu nous donner et qui nous ont été de grande utilité.

TRAITEMENT

DE LA

PARALYSIE GÉNÉRALE

PAR LA TUBERCULINE

INTRODUCTION

Une thèse de thérapeutique est toujours ingrate à soutenir. Elle s'expose à toutes les critiques et ne constitue jamais qu'une œuvre éphémère, car les méthodes de traitement s'usent vite surtout lorsqu'elles s'adressent à une maladie implacable comme la paralysie générale.

Cependant, après avoir assisté dans le domaine de cette maladie à de véritables résurrections, après avoir vu des déments recouvrer presque entièrement leur raison, des infirmes de la motilité reprendre toute leur activité au travail, il nous a semblé que nous pouvions faire œuvre utile en signalant les moyens d'obtenir de pareils résultats.

La connaissance de l'étiologie syphilitique de la paralysie générale aurait, semble-t-il, dû nous apporter le moyen de guérir cette affection. Or, il faut bien avouer la faillite du traitement spécifique sous toutes les formes et même dans quelques cas sa nocivité. Quelques exceptions ne peuvent que confirmer cette règle.

Ce n'est pas, disons-le tout de suite, l'hypothèse soutenue par mon maître, M. Anglade, que la tuberculose peut dans quelques cas, au même titre que la syphilis, déclancher le processus méningo-encéphalitique, qui a fait recourir à la médication tuberculinique. La tuberculine a un pouvoir hyperleucocytaire qui la désigne pour être un agent de réaction contre tous les processus d'infection. C'est à ce pouvoir que deux savants viennois, Wagner et Pilcz, se sont adressés, comme d'autres avaient eu recours pour le même objet au nucléïnate de soude (Donath).

La pratique a donné raison à la théorie à tel point qu'on peut se demander si, en outre de son action générale sur le processus inflammatoire de la paralysie générale, la tuberculine n'exerce pas une action spécifique sur l'infection d'où résulte la maladie. Il faudra le vérifier ; pour le moment il nous suffit, pour justifier ce travail, d'avoir acquis l'assurance que la paralysie générale est favorablement influencée par des inoculations de tuberculine.

APERÇU SUR LES DIFFÉRENTS MODES DE TRAITEMENTS DE LA PARALYSIE GÉNÉRALE

Avant d'exposer notre méthode, il nous a paru utile de résumer les traitements proposés et employés jusqu'à nos jours contre la paralysie générale.

a) La paralysie générale étant de nature syphilitique, on a essayé de tout temps de lui opposer le mercure. Les avis des auteurs sont bien partagés sur les résultats de ce traitement. Tandis que les uns, avec Gaucher, le recommandent pendant « toute la vie », d'autres, avec P. Marie, Brissaud et E. Dupré, rejettent l'emploi du mercure et le considèrent comme nuisible dans la paralysie générale progressive confirmée.

b) La paralysie générale progressive étant le type de la lésion résistant au traitement mercuriel, on lui a appliqué les nouveaux traitements arsenicaux suivant la technique de doses faibles répétées ou de doses progressivement croissantes; par séries de huit, dix injections à doses d'abord très faibles, 12 centigrammes de 914, et prudemment croissantes, atteignant progressivement 1,05, 1,20 et même 1,35, 1,50 de 914 avec des repos de trois semaines entre chaque série. Ce traitement sera poursuivi pendant douze, dix-huit, vingt mois.

Les résultats de ce traitement arsenical sont appréciés de façon très différente : Sicard et Reilly estiment que « depuis l'application du Salvarsan dans la paralysie générale les rémissions en sont plus fréquentes, les reprises de la vie active deviennent possibles par intermittence, sans qu'il y ait guérison réelle. La réaction de Wassermann reste toujours positive, dans le liquide céphalo-rachidien, elle peut devenir négative dans le sérum sanguin ». Ces auteurs associent au traitement général une thérapeutique locale consistant en des injections sous-arachnoïdiennes cérébrales de cyanure après trépanation bilatérale. « Dans certaines formes au début, à type de neurasthénie », Nicolas et Moutot ont obtenu également « de réels bénéfices, passagers tout au moins ».

Au contraire, dans la paralysie générale confirmée, Nicolas et Moutot n'ont pas obtenu « de bien grandes améliorations; peut-être même, en certains cas, le traitement a-t-il pu jouer un certain rôle dans la production des ictus ». Hudelo a eu des résultats « franchement mauvais, pires encore que ceux du mercure : plusieurs de nos malades ont été pris, dès la 1re ou la 2e injection de 606, d'accidents délirants qui ont nécessité l'internement immédiat ». Beaucoup de neurologistes allemands sont du même avis. Oppenheim est « très peu enthousiasmé par les résultats du Salvarsan »; sur 24 paralysies générales, il a eu 15 cas stationnaires, 6 accélérations, 2 ou 3 rémissions ». Plaut a vu la lymphocytose diminuer sous l'influence d'un traitement arsenical intense, mais l'albumine céphalo-rachidienne ne se modifiait pas.

c) On a tenté tous les traitements locaux avec des résultats variables et discutables. A. Marie et Levaditi ont traité 14 malades par des injections intrarachidiennes de solution aqueuse de 914 : « Les injections n'ont pas provoqué d'accidents fâcheux, mais n'ont pas paru exercer une influence nettement favorable sur l'évolution des signes physiques de la maladie » (1).

Sur 11 paralytiques généraux traités par la méthode de Swift-Ellis (injections intrarachidiennes de sérum salvarsanisé), Pilsbury a eu les résultats suivants : « 6 d'entre eux furent améliorés, l'état de l'un d'eux resta stationnaire et 4 sont morts peu après le traitement ».

Sicard et Leblanc ont fait, non plus des injections intrarachidiennes, mais des injections intracraniennes au moyen de

---

(1) Gougerot, *La syphilis en clientèle.*

deux petits orifices de trépanation dans la région frontale des deux côtés de la ligne médiane. Le malade reçut alternativement dans la région droite et gauche cinq injections à cinq jours d'intervalle, dont deux de cyanure de mercure dissous dans 5 cc. d'eau chlorurée à 5 p. 1.000 et trois de 914 à 3 milligrammes dans la même quantité d'eau chlorurée. Les tentatives ont été parfaitement supportées sans le moindre incident. Le sujet semble avoir été amélioré.

d) Enfin on a essayé d'autres méthodes dont les résultats demandent à être confirmés. On a fait grand bruit sur le traitement de la paralysie générale progressive par la méthode Von Wagner. Cette méthode est basée sur le fait assez connu des aliénistes : qu'une maladie fébrile intercurrente exerce une influence favorable sur l'évolution de toute maladie mentale.

Von Wagner provoque la fièvre en injectant toutes les semaines des doses croissantes de vaccins polyvalents staphylococciques ou streptococciques, ou en injectant tous les deux jours des doses croissantes d'altuberculine de Koch. D'après Pilcz, la technique serait la suivante : « Nous donnons alternativement : un jour, une injection de 2 centigrammes de sel mercuriel soluble; l'autre jour, une injection de tuberculine; nous commençons avec 0 gr. 0005. La température doit être enregistrée toutes les trois heures. C'est selon la réaction obtenue après chaque injection que nous augmentons la dose suivante. Si la fièvre manque, nous doublons la dernière dose; si la température s'élève à 37°5, nous donnons une dose et demie; si la fièvre monte à 38 degrés, nous injectons une dose et un quart. Si la température monte encore davantage, nous répétons la même dose. De cette façon, nous arrivons graduellement à 1 cc. de tuberculine (la température ne doit pas dépasser 39 degrés). Pendant toute la cure, il faut rigoureusement surveiller les fonctions intestinales, combattre énergiquement la moindre constipation. Point de boisson alcoolique. Pour la plupart, les malades n'ont pas besoin d'aliment ».

Nous connaissons un assez grand nombre de malades chez

lesquels, dans une nouvelle aggravation, la répétition de la cure exerça de nouveau son influence favorable. De même, nous observons quelques malades qui ont subi le traitement plusieurs fois pour prolonger l'état de leur rémission. Dans de pareils cas, on voit quelquefois que l'organisme est encore immunisé contre la tuberculine, c'est-à-dire que l'on ne peut produire de la fièvre, pas même avec les grandes doses. Pour ces cas, ainsi que pour les malades avec tare d'une tuberculose pulmonaire, nous possédons d'autres méthodes pour obtenir la fièvre artificielle si efficace. Ce sont les injections de nucléïnate de soude.

Sur 88 paralytiques généraux qu'il a traités : « 39,44 p. 100 ne furent pas influencés, 23,2 p. 100 ne furent pas améliorés, mais on obtint un arrêt très remarquable dans la marche du processus morbide; 10,44 p. 100 montrèrent une amélioration assez remarquable, de sorte qu'ils pouvaient vivre en société, sans avoir besoin d'une surveillance; enfin 26,68 p. 100 purent reprendre leur travail et la tutelle fut suspendue ».

Pilcz va même plus loin et voit dans cette méthode un traitement préventif de la paralysie générale progressive chez des prédisposés. Il se base sur ce fait que « parmi les syphilitiques qui eurent la malaria, l'érysipèle ou quelque autre maladie fébrile dans les premières années de leur syphilis, aucun ne fut frappé de paralysie générale progressive, tandis qu'aucun des paralytiques généraux n'a eu d'infection fébrile dans ses antécédents ». Aussi « Fischer et E. Mayer proposent-ils de soumettre les syphilitiques récents qui présentent de la lymphocytose du liquide céphalo-rachidien au traitement spécifique joint à l'une des méthodes de la fièvre artificielle ».

Joukawsky (1), sur 64 malades traités par la tuberculine, a eu 32 améliorations.

Glouschkoof (2), après ce même traitement, a constaté un retard dans l'évolution de la maladie et une rémission marquée dans quelques cas.

(1) *Rousky Vratch*, 15 juin 1913.

(2) Assemblée scientifique des médecins de l'Hôpital Notre-Dame des Affligés pour les aliénées de Saint-Pétersbourg, 29 février 1912.

Pietro Batistessa (de Milan) (1) confirme la possibilité d'amélioration plus ou moins considérable ou durable suivant l'époque de la maladie où ledit traitement est institué.

e) Fischer (de Prague) a obtenu, chez des paralytiques généraux, par des injections sous-cutanées de 0,50 de nucléïnate de soude (en solution à 10 p. 100 répétées à intervalles de deux à quatre jours), des résultats encourageants.

Donath, à Buda-Pesth, a eu des succès en injectant sous la peau moitié ou totalité du liquide suivant :

Nucléïnate de soude...... } āā 2 grammes.
Chlorure de sodium....... }

Faire dissoudre dans :

Eau distillée .... 100 grammes.

Ces doses sont doubles ou quadruples de celles de Fischer. Aussi l'hyperleucocytose, l'hyperthermie et la réaction locales furent-elles beaucoup plus fortes : la température montait à 40°5 et la réaction locale révélait parfois le caractère d'une inflammation phlegmoneuse. Le nombre des injections fut de trois à dix-huit, la quantité totale de nucléïnate de soude ayant varié entre 3 et 15 grammes.

Des 21 paralytiques généraux traités, 10 furent améliorés au point de pouvoir gagner leur vie comme auparavant; 5 furent améliorés suffisamment pour retourner vivre chez eux; 6 seulement ne retirèrent du nucléïnate de soude aucun bénéfice.

Enfin, dans une vingt-deuxième observation, Donath constata une action curative de certaines maladies fébriles intercurrentes de même ordre que celle du nucléïnate : un érysipèle chez un tabétique avec paralysie générale, le mit en état de reprendre son genre de vie antérieur.

Jean Lépine (de Lyon) a utilisé, de son côté, le nucléïnate de soude chez un assez grand nombre de déments, mais sans résultats réellement favorables.

(1) *Revue italienne de neuropathologie, de psychiatrie et d'électrothérapie*, mars 1912.

VARIÉTÉS DE TUBERCULINE

Les premiers essais de tuberculinothérapie chez les paralytiques générales dans notre Asile furent faits avec la tuberculine de Koch. Pour notre expérimentation, nous nous sommes servi de la tuberculine de l'Institut Pasteur de Paris.

Nous avons employé alternativement la tuberculine pour l'usage médical et la tuberculine brute pour l'usage vétérinaire. La première est celle de la solution mère délivrée en ampoules de 1 cc. et renfermant 10 milligrammes de tuberculine solide par centimètre cube. Pour faire sortir par gouttes le liquide, on brise la pointe de l'ampoule, on la flambe et on l'incline. On chauffe alors avec une allumette, de manière à dilater l'air et à déterminer la sortie d'une goutte.

La tuberculine vétérinaire ou tuberculine brute est livrée en flacons de 5 cc. C'est un liquide de couleur « brun foncé » et consistant. Une goutte de cette solution pèse 26 milligrammes.

La différence entre ces deux tuberculines, c'est que la tuberculine pour l'usage médical est filtrée, tandis que la tuberculine vétérinaire ne l'est pas.

L'activité de la seconde paraît être plus constante ; cela résulte probablement de ce que le filtre retiendrait dans la première une partie de la tuberculine. Dans tous les cas, au point de vue curatif, le pouvoir des deux est sensiblement le même et les deux préparations nous paraissent recommandables.

MODE D'ADMINISTRATION ET DOSES

Avant de commencer ce traitement, il faut peser le malade, il est nécessaire parfois de le repeser après la 2e ou la 3e injection. Pour la température, il faut la prendre toutes les deux heures jusqu'à ce qu'elle retombe à la normale.

Commencer par un quart d'ampoule de la tuberculine médicale ou une goutte de la tuberculine vétérinaire. La dose suivante doit être réglée par la dernière élévation thermique.

Si la température n'a pas dépassé 38 degrés, il faut augmenter la dose soit d'un tiers, d'une demie ou de trois quarts d'ampoule, soit de 1, 2, 3, 4 ou 5 gouttes si l'on emploie la tuberculine vétérinaire, et ainsi de suite.

Si, au contraire, la température s'élève à plus de 40 degrés, même si elle s'accompagne de vomissements, il faut refaire la même dose que la dernière fois.

Une même dose réinjectée donne toujours un syndrome réactionnel moins intense qu'à la fois précédente.

Nous ne saurions trop recommander de commencer par ces doses faibles et de ne les augmenter que quand la dernière température maxima n'a pas dépassé 38 degrés. La tuberculine est un médicament trop actif : il faut savoir le manier avec prudence. C'est ainsi que 2 gouttes de tuberculine vétérinaire en 1re dose ont produit à un de nos malades un ictus qui heureusement n'a pas été mortel. Une autre dose initiale d'une goutte de la même tuberculine nous a donné chez une autre malade qui ne présentait aucun signe clinique de tuberculose une réaction extrêmement violente : huit heures après l'injection, elle avait 41°2, elle a mis soixante heures pour revenir à 37 degrés ;

évidemment, elle n'a pas eu de vomissements. C'est la plus forte et la plus durable des fièvres que nous ayons observées.

Cependant il y a des malades qui réagissent très peu à la tuberculine, chez lesquels on doit injecter 28 gouttes de la tuberculine vétérinaire pour avoir une élévation thermique de 39 degrés. Cette catégorie est beaucoup moins fréquente que la première. Il faut donc suivre le mode que nous avons indiqué plus haut et n'arriver à forte dose que progressivement en n'augmentant que d'une goutte au plus la dose de la dernière injection non accompagnée d'une fièvre de plus de 38 degrés.

La quantité de tuberculine injectable est diluée dans 4 cc. de sérum physiologique et injectée dans les quelques heures qui suivent la dilution sous la peau de la région vertébrale.

Chaque injection doit être séparée de la suivante par une semaine pendant laquelle on doit suralimenter le malade.

Tant que dure la fièvre, il faut mettre le malade à la diète.

Après la 5e injection, il faut cesser le traitement et attendre.

Parfois il n'est pas possible de faire une série de cinq injections, soit qu'à la suite de plusieurs réactions vives, la santé du malade s'en ressente au physique (diminution marquée du poids), soit que l'état mental s'aggrave ou que le gâtisme qui allait arriver s'installe ou, s'il existait, s'aggrave. Dans ces cas, il faut savoir s'arrêter après la 2e, 3e ou 4e injection; laisser le malade se reposer pendant deux ou trois semaines et même plus; puis reprendre ensuite la thérapeutique sur les mêmes bases.

RÉACTIONS DE LA TUBERCULINE

La tuberculine peut donner une réaction thermique chez les tuberculeux et les syphilitiques.

Un grand nombre de syphilitiques ne présentant cliniquement aucun signe de tuberculose réagissent vivement à la tuberculine. Cette élévation de température varie suivant les sujets : ceux qui vomissent et vont jusqu'à 41 degrés et ceux qui ne vomissent pas et chez lesquels la température ne dépasse pas 39 à 40 degrés. Le nombre des vomissements peut être même très répété jusqu'à huit fois dans la période qui précède la fièvre. Le malade se débarrasse ainsi de l'excès des médicaments. Les vomissements sont un signe d'intolérance et doivent être respectés. La température commence en général de une à quatre heures après l'injection et dure en général douze heures, mais nous l'avons vue se prolonger jusqu'à soixante heures. Cette élévation thermique s'accompagne d'une accélération équivalente du pouls, de sécheresse de la bouche, d'une dyspnée, de malaise avec abattement et tristesse.

L'agitation motrice, si elle existe, peut se calmer momentanément tant que dure la fièvre ou bien définitivement.

Nous avons observé la céphalée, le catarrhe oculo-nasal, l'exagération d'une éruption cutanée, des douleurs rhumatismales, l'herpès labial et le gâtisme.

Dès que la fièvre baisse, le malade reprend son air gai; mais il garde un mauvais souvenir de la piqûre.

CONTRE-INDICATIONS DE LA TUBERCULINOTHÉRAPIE

Tuberculose pulmonaire, rénale et intestinale.

L'adénopathie tuberculeuse, le mauvais état du foie et du rein exigent plus de prudence. En ces cas, il faut débuter par des doses extrêmement faibles.

Un dépérissement marqué progressif commande l'arrêt du traitement.

INTOLÉRANCE ET INTOXICATION

L'intolérance se manifeste par une forte réaction thermique, plus de 39°5, des vomissements, du catarrhe oculo-nasal.

L'intoxication survient quand on injecte une trop forte dose dès le début ou quand on réinjecte au malade une même dose mal tolérée précédemment. On peut remarquer alors un dépérissement physique considérable et progressif (jusqu'à un kilogramme par jour pendant près d'une semaine), l'installation du gâtisme, enfin l'apparition d'un ictus qui peut rétrocéder comme il peut entraîner la mort après quatre ou cinq jours.

Il ne faut donc pas chercher à produire les grandes fièvres parce qu'elles sont dangereuses et inutiles : les malades ne guérissent pas plus vite.

Il faut se rapprocher toujours de 39 degrés : on évite ainsi toute complication.

PARALYTIQUES GÉNÉRALES QUI PROFITENT LE PLUS DU TRAITEMENT

Nous avons vu s'améliorer des formes cliniques les plus variables, depuis les plus légères (Obs. X) jusqu'aux plus avancées (Obs. III).

La fièvre de la réaction avait été tantôt très élevée, tantôt à peine sensible; il n'y a donc pas corrélation, comme on serait tenté de le croire, entre le degré de l'hyperthermie et la part d'amélioration obtenue.

L'apparition de l'amélioration se produit de une à six semaines après la dernière injection.

Cette amélioration consiste :

1° Au point de vue physique : Augmentation du poids, de la force et du mouvement; mais la motricité reste un peu troublée en ce sens que l'embarras de la parole persiste, la démarche n'est pas bien ferme; les réflexes oculaires et rotuliens ne sont pas modifiés. De même, la lymphocytose et l'albuminose du liquide céphalo-rachidien ne le sont pas davantage.

2° Au point de vue mental : En dehors du puérilisme, d'un certain affaiblissement intellectuel, d'ailleurs très discret et bien en compatibilité avec la vie commune, les malades perdent leur délire, leur insouciance, leur indifférence; commencent à s'occuper, ne font plus des actes désordonnés et n'ont plus d'impulsions. Le souvenir de la maladie chez les améliorées varie suivant les personnes : quelques-unes auparavant très délirantes avouent avoir été malades, tandis que d'autres qui n'avaient eu qu'un affaiblissement des facultés intellectuelles se révoltent quand on leur dit qu'elles ont été démentes;

3° Au point de vue anatomique : Il serait curieux de savoir si les cellules nerveuses dégénérées ou atrophiées se sont régénérées ou si ce sont d'autres cellules qui font un rôle double compensateur; comment se comportent les prolongements nerveux qui étaient atrophiés ou même coupés?... En tout cas, l'inflammation de la pie-mère doit persister puisque la lymphocytose et l'albuminose sont conservées.

OBSERVATIONS

Observation I

Marie D..., femme D..., 47 ans, sans profession, est entrée à l'Asile le 1er novembre 1913.

Antécédents héréditaires : Père vivant, 78 ans, un ictus depuis deux ans; mère vivante, 76 ans, pas de maladie mentale. Deux frères et une sœur bien portants. Une fille, 23 ans, rien à signaler.

Antécédents personnels : Pas de fausses couches. Un accouchement normal. Ménopause vers 1910 sans incidents.

Histoire de la maladie : Le début remonte à un an. Perte de la mémoire, la malade répétait souvent les mêmes choses, oubliait de préparer le repas à l'heure, défaisait toutes ses robes pour en faire de plus belles, etc... Depuis trois semaines environ, prétendait souffrir des dents, est allée voir un dentiste, divaguait, voulait démolir sa maison. Nombreuses idées de grandeur. Agitation extrême qui a motivé son internement.

État physique : Rien au poumon et au cœur. Pas de paralysies. Réflexes pupillaires et patellaires abolis. Instabilité de la langue. Tremblement des mains. Babinski en flexion. Pas de Romberg net, mais instabilité. Albuminose et lymphocytose du liquide céphalo-rachidien.

État mental : La malade est atteinte de paralysie générale progressive caractérisée par de l'affaiblissement des facultés intellectuelles. Il n'existe pas d'idées délirantes ni de troubles psychosensoriels, mais de la satisfaction, de la béatitude, un sentiment de supériorité.

5 novembre : L'état physique de la malade étant satisfaisant, on

commence le traitement par la tuberculine. Poids de la malade : 43 kilos.

1re injection (tuberculine de Koch) de 1 cc.

9 novembre : 2e injection de 2 cc. Les injections sont faites tous les quatre jours en progressant chaque fois de 1 cc. de la solution de tuberculine. Ainsi la malade a reçu jusqu'à 9 cc. de la solution de tuberculine par jour. La tolérance a été parfaite. Pas de réactions vives. La température maxima n'a jamais dépassé 39°4. Le traitement est suspendu vers le 15 décembre.

30 décembre : S'adresse au médecin avec une physionomie expressive : « Que désirez-vous? » — « M'en aller chez moi. Je suis malheureuse de rester tout le temps dans le lit; qui a dit que j'étais malade? Mon mari regrette de m'avoir mise ici ».

1er février 1914 : La malade, après une amélioration passagère, recommence à tenir des propos incohérents, s'agite de temps en temps. Une seconde série d'injections de tuberculine est jugée nécessaire.

4 février : La 1re injection est faite à 1 cc. (tuberculine de Koch). Espaçant les injections et progressant prudemment, on arrive à injecter à la malade 1, 2, 3 cc. jusqu'à 10 cc. par jour en douze injections successives.

La réaction a été moins forte cette fois qu'à la première série. La température maxima n'a jamais dépassé 38 degrés. L'état physique n'a point souffert, au contraire, la malade a augmenté de 5 kilos.

25 mars : L'amélioration mentale est très manifeste. La mémoire est revenue, la malade se rappelle son nom, son âge, s'oriente bien. La satisfaction niaise du début s'est amendée. Demande à sortir. « Je ne veux pas rester ici, je veux partir chez moi, mon mari me réclame ». Au point de vue somatique : l'embarras de la parole est moins accentué, l'écriture moins tremblotante. Point de changement dans la réflectivité.

30 mars : La malade se lève tous les jours, s'occupe à la couture, fait bien ce qu'on lui donne à faire. Son mari la trouve très améliorée. Elle lui a rappelé de petits détails de leur existence, ce qui l'a vivement étonné.

7 avril : L'amélioration persistant, son mari la réclame. Une sortie d'essai est accordée à la malade.

Cette sortie n'a pas été suivie, depuis, de réintégration.

Observation II

Angèle P..., femme P..., 34 ans, sans profession, est entrée à l'Asile le 17 janvier 1914.

Antécédents héréditaires : Rien à noter du côté des parents. Une fille de douze ans, chétive, bronchites répétées.

Antécédents personnels : Syphilis conjugale. Trois fausses couches. Un accouchement normal. Très sobre. Pas de maladie infectieuse. Toujours bien réglée. Nature calme.

Histoire de la maladie : Le début remonte à quatre mois. La malade négligeait son ménage, abandonnant souvent son travail pour prier. Visites fréquentes à l'église. Piété exagérée. Amnésie, irritabilité du caractère, alternatives de tristesse et de gaieté.

État physique : Cœur normal. Rien du côté de l'appareil respiratoire ni digestif. Pas d'albumine dans les urines. Signe d'Argyl-Robertson positif, pas d'inégalité pupillaire, réflexe rotulien vif des deux côtés. Pas de trouble de la marche ni de l'équilibre. Tremblement des muscles de la face et de la langue. La sensibilité est conservée. Albuminose et lymphocytose du liquide céphalo-rachidien.

État mental : Est atteinte de paralysie générale progressive caractérisée par de la béatitude puérile qui coïncide avec une conscience partielle de l'état maladif. L'orientation est bonne, il n'y a pas de délire proprement dit.

25 janvier : Toujours euphorique. La malade se croit à l'Hôpital Saint-André. « Contente? » — « Oui, je veux mon laissez-passer pour partir ». — « Age? » — « Je ne me rappelle pas ». — « Jour? » — « Je n'en sais rien, vous m'embêtez ». Agitation.

14 février : La malade étant plus calme, on commence le traitement par la tuberline (tuberculine de Koch), 1re injection de 1 cc.

Augmentation progressive de 1 cc. de la solution de tuberculine par injection. La malade reçoit ainsi douze injections dans l'espace de soixante-douze jours. On n'a point noté durant toute la cure aucun phénomène d'intolérance. La température maxima n'a pas dépassé 38 degrés. L'état physique était toujours satisfaisant. Pas d'augmentation de poids.

15 juin : L'amélioration est manifeste : Il ne reste plus que du puérilisme. La mémoire est revenue (la malade se souvient de tous les incidents de sa vie). Est calme, docile, inoffensive. Commence à rendre service dans le quartier, fait bien les commissions dont on la charge.

25 juin : Son mari est venu la visiter et, satisfait, exprime le désir de la reprendre. En conséquence, une sortie d'essai est accordée à la malade.

Cette sortie est restée « définitive » jusqu'à ce jour.

Observation III

Marie-Pauline R..., femme O..., 32 ans, brossière, entrée à l'Asile le 7 septembre 1914.

Antécédents familiaux et héréditaires : Rien à signaler.

Histoire de la maladie : Aucun renseignement positif : la malade nous est arrivée de l'Asile de Vaucluse évacué.

État physique : Rien d'anormal du côté des poumons et du cœur. Les fonctions digestives sont bonnes. Urine normale. Tremblement fibrillaire de la langue. Les réflexes pupillaires à la lumière, presque imperceptibles ; à l'accommodation, conservés. Inégalité pupillaire (gauche < qu'à droite). Pas de troubles de la motilité oculaire. Coordination et équilibre normaux. Sensibilité douloureuse existe. Réflexe patellaire exagéré à droite. Pas de Babinski.

Ponction lombaire, pression 2, aspect clair, albumo et cytodiagnostic positifs.

La réaction de Wassermann est positive.

État mental : La malade est atteinte de paralysie générale progressive caractérisée par la déchéance globale et totale des facultés intellectuelles, puérilisme des idées, propos contradictoires. Au point de vue somatique, en dehors des signes précédemment énoncés, on note une dysarthrie.

24 décembre : « Depuis quand ici ? » — « Depuis quatre mois ». — « Où, ici ? » — « Je ne sais pas ». — « Votre mari ? » — « Il travaille dans... dans... chez M... je ne me rappelle pas ». Embarras de la parole très marqué.

17 avril 1915 : La malade ne présentant cliniquement aucun signe de tuberculose, le traitement par la tuberculine est commencé. On a employé alternativement la tuberculine de Koch et la tuberculine vétérinaire de l'Institut Pasteur.

La malade est dans la période du gâtisme. Poids avant le traitement : 48 kilos.

1re injection (tuberculine de Koch), 1 cc. Température maxima : 39 degrés.

23 avril : 2e injection de 2 cc. de tuberculine de Koch. Réaction fébrile intense. Température maxima : 40°3. Pas de vomissements. La malade est prostrée.

29 avril : 3e injection de 2 cc. de tuberculine de Koch. Température maxima : 40 degrés. Forte céphalée, gémissements.

6 mai : 4e injection de 1 cc. 1/2 (tuberculine de Koch). La malade a considérablement réagi. Température maxima : 40°6. Pas de vomissements.

13 mai : 5e injection de 1 cc. (tuberculine de Koch). Température maxima : 39 degrés.

20 mai : Amélioration sensible du fonds intellectuel. La mémoire est revenue. « Date ? » — « Lundi » (exact) « 1915 ». — « Où, ici ? » — « A Bordeaux ». — « D'où êtes-vous ? » — « De Besançon, mais j'habitais Paris ». — « Contente ? » — « Oui, mais j'aimerais mieux retourner à Vaucluse ».

La santé physique a toujours été bonne pendant la durée de cette cure.

Le poids de la malade n'a pas varié. Le gâtisme a complètement disparu.

L'embarras de la parole est très peu accusé.

15 août : La malade se lève tous les jours, calme, propre, s'occupe un peu au ménage. Docile, répond toujours clairement aux questions qu'on lui pose. « Je me porte bien... J'ai été bien soignée... Il me tarde de retourner à Vaucluse... Je veux ma liberté... ».

10 avril 1916 : Toujours calme, travailleuse, bonne tenue. « Le médecin m'a sauvé la vie. Il m'a fait cinq piqûres ». — « Votre mari ? » — « Il est à la guerre, autrement je serais allée chez moi, mais je suis contente ici, je travaille, comme ça je ne m'ennuie pas... ».

20 décembre : État mental reste toujours amélioré. Par contre, l'état physique laisse à désirer. La malade maigrit depuis quelques jours. L'alimentation est défectueuse. Apparition d'une adénopathie à la région antérieure du cou.

12 juin 1917 : L'état physique est toujours mauvais, cependant l'appétit reste bon. L'état mental commence aussi à péricliter.

25 novembre : L'état mental est mauvais. Une seconde série d'injections est jugée nécessaire. Cette fois, le traitement est entrepris avec la tuberculine vétérinaire de l'Institut Pasteur.

1re injection : 3 gouttes de tuberculine.

La malade a vivement réagi. Température maxima : 39°8. Le gâtisme a reparu. Très déprimée (beaucoup plus qu'elle ne l'était avant la piqûre). Face congestionnée, catarrhe oculo-nasal, langue saburrale.

2 décembre : 2e injection de tuberculine (3 gouttes). Température maxima : 40°5. Souffre de la tête, ne parle plus, toujours très déprimée. Le gâtisme continue. L'état physique est franchement mauvais.

10 décembre : L'adénopathie du cou n'a été nullement influencée par la tuberculine. L'état mental commence à s'améliorer. L'état physique reste mauvais. En conséquence, le traitement par la tuberculine est suspendu.

18 juin 1918 : La malade est couchée, ne peut plus se tenir. « Je sens une grande faiblesse dans les jambes ».

L'amélioration de l'état mental est toujours manifeste.

« Vous me connaissez ? » — « Oui, vous êtes M. l'interne ; vous m'avez bien soignée ». — « Où êtes-vous ? » — « Je suis au quartier Bazin » (exact). — « Il y a la guerre ? » — « Oui..., elle dure trop longtemps ! » — « Depuis quand ? » — « Depuis quatre ans, mon mari ne m'a pas encore écrit ».

Observation IV

Marie-Anne P..., célibataire, 34 ans, sans profession, entrée à l'Asile le 28 février 1915.

Antécédents familiaux et personnels : Rien à signaler.

Histoire de la maladie : Nous manquons de renseignements.

État physique : Appareil respiratoire, rien d'anormal. Appareil circulatoire, battements irréguliers. Pas de souffle. Pouls irrégulier. Appareil digestif, génito-urinaire, glandes, rien de particulier. Urine normale. Acuité visuelle bonne. Pupilles inégales (droite $<$ que gauche). Les réflexes irido-lumineux abolis. Ptosis à droite. Tremblement des muscles de la langue et de la face. Dysarthrie. Pas de troubles de la marche. Pas d'anesthésie. Réflexe rotulien aboli. Albuminose et lymphocytose du liquide céphalo-rachidien.

État mental : Est atteinte de paralysie générale progressive. Idées délirantes, puériles de richesse et de générosité. Béatitude niaise.

15 mars : « Contente ? » — « Oui..., je ne suis pas malade » (rire béat). — « Depuis quand ici ? » — « Je ne sais pas, il y a longtemps ». — « Malade ? » — « Non ». — « Riche ? » — « Oui..., j'ai beaucoup d'argent à la Caisse d'épargne ». — « Combien ? » — « 500.000 fr... je veux les donner à la France ».

22 mars : La malade est dans une période de calme. L'état physique est bon. Son poids : 50 kilos. Le traitement par la tuberculine est commencé.

1re injection, 1 cc. de la solution (au dixième de la tuberculine) de Koch. Très peu de réaction chez la malade. Température maxima : 37°6.

10 avril : 2e injection de 1 cc. 1/2 (même solution) de la tuberculine de Koch. Température maxima : 38 degrés. L'hyperthermie a duré quarante-huit heures.

19 avril : 3e injection de 2 cc. de la solution de tuberculine. Température maxima : 38°5. Pas de vomissements. Poids de la malade : 46 kilos (elle a donc perdu 4 kilos depuis le commencement de la cure). Pas d'amélioration encore de l'état mental.

25 avril : 4e injection de 2 cc. de la solution de tuberculine de Koch. Température maxima : 38 degrés. Le gâtisme a apparu. La malade est prostrée. Mutisme.

1er mai : 5e injection de 3 cc. de la solution de tuberculine de Koch. Température maxima : 38°2. L'hyperthermie n'a duré que vingt heures.

7 mai : 6e injection de 3 cc. de la solution de la même tuberculine. Température maxima : 38 degrés. Refuse de manger. Le gâtisme a

disparu. « Mal de tête? » — « Non, je n'ai mal nulle part ». L'état mental commence à s'améliorer. La mémoire revient.

15 mai : 7e injection, 1 milligramme de la tuberculine diluée pour l'usage médical de l'Institut Pasteur. Très peu de réaction. La malade est contente, parle avec animation. « Comment ça va? » — « Bien ». — « Depuis quand ici? » — « Deux ans bientôt ». — « Où, ici? » — « Au quartier... » — « Date? » — « Au mois de mai ». L'embarras de la parole est très peu accusé même avec les « phrases d'épreuve ».

22 mai : 8e injection, 2 milligrammes de tuberculine diluée de l'Institut Pasteur. Température maxima : 38°5. Pas de vomissements. L'état physique est bon. La malade a augmenté de 2 kilos. L'état mental s'est beaucoup amélioré. Il n'y a plus d'idées délirantes. Se rend très bien compte qu'elle a été malade et qu'on lui a fait des injections. Demande à se lever. « J'ai été malade, mais maintenant ça va beaucoup mieux. Je veux me lever ». — « Riche? » — « Non, je ne suis pas riche ».

30 mai : On suspend le traitement.

10 octobre : La malade se lève tous les jours, s'occupe un peu au ménage. Physionomie très expressive.

Décembre 1916 : L'amélioration mentale persiste toujours. La malade continue à travailler un peu au quartier, mais se fatigue vite. Demande souvent des nouvelles de ses parents.

Novembre 1917 : Calme, ne veut plus s'occuper. « Je ne veux plus travailler, cela me fatigue ». Rien de changé dans l'état mental.

Juillet 1918 : « Ça va bien? » — « Oui, je me porte assez bien ». — « Mariée? » — « Non ». — « Jour? » — « C'est lundi » (exact). « Le mois? » — « Je ne regarde pas le calendrier ». — « On vient vous voir? » — « Non, personne. Je veux aller chez moi ».

Observation V

Jeanne M..., 30 ans, célibataire, sans profession, entrée à l'Asile le 30 août 1915.

Antécédents familiaux : Parents morts. Fille unique.

Antécédents personnels : A toujours mené une vie déréglée, s'adonnait aux boissons alcooliques; aurait eu une fille et l'aurait abandonnée dès sa naissance. Très nerveuse dès son jeune âge.

Histoire de la maladie : Il y a un an, la malade fut privée tout d'un coup de la parole, ne pouvait plus articuler un seul mot. Hospitalisée à Saint-André, la malade fut guérie au bout d'une dizaine de jours.

Au commencement d'août 1915, la malade fut prise de crises épileptiformes. Les crises étaient fréquentes, jusqu'à six par jour. Le caractère avait considérablement changé, la malade était triste, s'isolait souvent.

État physique : Rien au poumon. Appareil circulatoire : battements très rapides, pas de souffle. Appareil digestif : rien à signaler. Appareil génito-urinaire : Incontinence d'urine. Sensibilité cornéenne abolie. Réflexes pupillaires : à la lumière conservés à gauche, paresseux à droite ; à l'accommodation conservés. Tremblement fibrillaire de la langue, des muscles de la face et des extrémités. Gros embarras de la parole. La marche est normale. Romberg positif. L réflexe rotulien est exagéré. La sensibilité est abolie aux deux membres inférieurs. Albuminose et lymphocytose du liquide céphalo-rachidien. Traces de piqûres à la fesse. Réaction de Wassermann positive.

État mental : Est atteinte de paralysie générale progressive caractérisée par la déchéance globale des facultés intellectuelles sans délire proprement dit, de troubles accentués du langage, euphoniques et dysarthriques.

30 août : « Nom? » — « Eugénie, je suis d'Orléans ». — « Où, ici ? » — « Je... suis... avec un monsieur ici... Je sais, c'est la rue place Gambetta !!... ». — « Vous buviez? » — « J'ai bu dans le temps. Je buvais beaucoup, beauc... On faisait un petit peu la noce avec un soldat ». — « Vérole? » — « Oui, je l'ai eue à 18 ans... c'était la première fois... » — « 30 + 14? » — « Ça fait 28 ». — « 8 + 5? » — « Je ne sais pas... je perds la mémoire ».

4 septembre : Poids de la malade : 47 kil. 500. Le traitement est entrepris avec la tuberculine purifiée de l'Institut Pasteur.

1re injection de 1 milligramme de tuberculine. Température maxima : 37°8.

8 septembre : A eu hier soir une crise syncopale. Très agitée,

grosse dysarthrie. Grande difficulté à se tenir debout, ne peut plus mouvoir son bras droit. La malade pleure, porte fréquemment la main à la tête.

15 septembre : Commence à se servir du bras droit. Ne souffre plus de la tête. L'agitation a cessé.

19 septembre : 2e injection de 2 milligrammes de tuberculine. Température maxima : 38 degrés. Céphalées.

22 septembre : « Comment ça va? » — « Bien... toujours la tête... Tenez ici... les tempes... j'ai toujours mal de tête ». L'embarras de la parole est moins accusé.

11 octobre : 3e injection de 2 milligrammes de tuberculine. Très peu de réaction. Température maxima : 37°6.

14 octobre : « Comment ça va? » — « Ça va mieux... il me semble... je vais mieux ». — « Année? » — « 1895 ». Tremblement léger de l'extrémité des doigts. Mouvements de reptation de la langue.

21 octobre : Cette nuit la malade a gâté : ce qui ne s'était pas encore produit. Ce matin, au retour du bain, marche avec difficulté, chancelle. Tremblement généralisé, dysarthrie considérable.

22 octobre : Le gâtisme continue, a eu trois crises épileptiformes.

23 octobre : La malade a passé une mauvaise nuit. On note une température de 40 degrés. Pouls petit et rapide. Gémissements. Gâtisme continu.

25 octobre : La fièvre est tombée. La malade ne gâte plus.

17 novembre : « Comment ça va? » — « J'ai mal partout. J'ai toujours la migraine ». — « Depuis quand ici? » — « Depuis deux mois... à peu près » (exact). — « Où, ici? » — « Aux fous, pardi... ». — « Année? » — « 1915 ...Nous serons bientôt en 1916 et la guerre dure depuis bientôt un an et demi. C'est épouvantable... ». Au point de vue somatique, léger embarras de la parole. Ébauche du réflexe pupillaire à la lumière des deux côtés. La marche est normale. Plus de perte de l'équilibre.

19 novembre : 4e injection de tuberculine : 3 milligrammes. Température maxima : 38°8.

22 novembre : La dysarthrie reparaît. Pas de gâtisme.

4 janvier 1916 : 5e injection de 4 milligrammes de tuberculine. Très peu de réaction. La température maxima n'a pas dépassé 37°5.

8 janvier : Pas de céphalée après l'injection de tuberculine. La malade se rend très bien compte de son amélioration, raconte à ses compagnes qu'elle était malade, mais qu'à présent elle est guérie, commence à travailler un peu au quartier.

15 janvier : S'occupe toujours au quartier. Très dévouée. Docile. « Age? » — « 32 ans ». — « Contente? » — « Oui, je travaille... on est gentil avec moi ici ». — « 13 + 8? » — « 21 ». Le traitement est suspendu.

15 juin 1917 : L'amélioration mentale se maintient. La malade continue à se rendre utile, aide le personnel. Très serviable pour ses camarades, s'intéresse à elles. Au point de vue somatique, peu de changement du côté de la réflectivité. Albuminose et lymphocytose persistantes du liquide céphalo-rachidien. La dysarthrie seule a bénéficié du traitement.

Août 1918 : Toujours calme, une des meilleures travailleuses du quartier. Bonne tenue, propre, rend service à tout le monde.

Au point de vue mental, mémoire bonne, s'oriente bien, pas d'euphorie, mais on note depuis deux mois l'apparition de quelques hallucinations de la vue et de l'ouïe.

Observation VI

Henriette L..., veuve M..., 48 ans, ménagère; entrée à l'Asile le 8 juillet 1916.

Antécédents familiaux : Rien à signaler.

Antécédents personnels : Pas de grave maladie, aimait à boire.

Histoire de la maladie : Depuis 1914, on remarquait chez la malade quelques troubles mentaux, elle aurait eu alors quelques crises épileptiformes. En juin 1916, ces crises l'ont reprise : elles étaient caractérisées par la perte de la connaissance, par des convulsions cloniques et toniques et de la spasmodicité (sans émission d'urine, ni de morsure de la langue). Après la crise, amnésie, sommeil, hébétude. A été conduite à l'hôpital pour ses crises nerveuses.

État physique: L'examen somatique révèle de l'inégalité pupillaire. Le réflexe irido-lumineux est normal à gauche et presque nul à droite. Les réflexes rotuliens sont abolis. Il existe des tremblements en masse de la langue, une dysarthrie de la démarche ataxiforme (le signe de Romberg est positif). La sensibilité est abolie sur toute la surface des deux membres inférieurs. La ponction lombaire donne issue à un liquide clair s'écoulant sous une moyenne pression. L'examen chimique révèle de l'albuminose et l'examen microscopique de la lymphocytose. Rien à signaler pour les autres organes.

État mental: La malade est atteinte de paralysie générale progressive à forme spinale postérieure, caractérisée par des troubles du langage et de l'audition verbale. La démence n'est pas très profonde.

13 juillet : Le traitement par la tuberculine est commencé : 1re injection (3 gouttes de la tuberculine vétérinaire). Température maxima : 39°2. La malade a été très agitée, pouls arythmique, gros embarras de la parole (auparavant, l'embarras était peu perceptible). Face vultueuse, l'air égaré, incohérence. La malade est incapable d'écrire son nom.

14 juillet : L'agitation continue, la fièvre a baissé, l'embarras de la parole est encore marqué. La malade ne sait plus rien prendre, mange sa soupe avec sa main, ne peut pas tenir la cuiller.

18 juillet : Ne peut pas se servir de la main droite. L'embarras de la parole est moins accentué. L'agitation motrice persiste.

22 juillet : Un peu plus calme, mais propos toujours incohérents.

1er août : Mange seule. Peu d'embarras de la parole. A récupéré tous les mouvements de la main droite. « Maintenant, je me sens bien... Je voudrais rentrer chez moi... J'écris tous les jours à mon fils ». — « Année? » — « 1916 au mois d'août ». — « Age? » — « 47 ans ». L'état mental de la malade s'étant considérablement amélioré, on ne juge pas nécessaire de lui faire d'autres injections de tuberculine.

21 août : L'amélioration se maintient toujours. La malade est plus consciente.

20 octobre : « Vous vous portez bien? » — « Je pense que je me porte bien... j'attends avec impatience que ma feuille de sortie soit signée par le médecin-chef pour aller travailler. J'ai mon fils au front. Il viendra probablement me voir la semaine prochaine ».

Depuis, la malade n'a cessé de voir son état s'améliorer. Au courant de l'année 1917, elle demande à quitter son lit pour travailler dans le quartier.

État de la malade en 1918 : « Comment ça va? » — « Ça va très bien ». — « Où êtes-vous? » — « A l'Asile Château-Picon, quartier Charcot » (exact). — « Quel âge? » — « 50 ans » (exact). — « Depuis quand la guerre dure? » — « La guerre dure depuis quatre ans ; mon fils est parti au mois d'août 1914 ». — « Il vous écrit? » — « Non, monsieur, il y a plus d'un an ». — « Année? » — « 1918 ». — La malade se rend très utile au quartier, fait le ménage. L'incohérence a disparu. Au point de vue somatique, la démarche est ferme, l'embarras de la parole est très peu accentué.

Observation VII

Victorine P..., femme C..., 40 ans, sans profession, entrée à l'Asile le 6 mars 1917.

Antécédents héréditaires : Père, 67 ans, bien portant. Mère nerveuse, 56 ans ; sept enfants dont un mort.

Antécédents personnels : Mariée à 24 ans ; une grossesse suivie de fausse couche. Buvait beaucoup de vin. A été toujours très nerveuse, irritable, impulsive.

Histoire de la maladie : Le début remonterait à 1916. La malade était toujours angoissée, s'effrayait d'un rien, passait toutes ses journées à chercher sous les lits, sous les meubles, croyant trouver quelqu'un. Crises d'excitation fréquentes. Indifférence, inertie, désordre. Mémoire troublée : ne se rappelait plus où elle déposait ses affaires. Gaspillage d'argent.

État physique : Au poumon : murmure vésiculaire normal. Pas de lésion cardiaque. Appareil digestif : langue chargée, constipation fréquente. Pas d'albumine dans les urines. Vision : acuité et motilité normales. Réflectivité pupillaire abolie à droite. Pas d'inégalité pupillaire. Tremblement, spasme de l'orbiculaire des lèvres. Tremblement fibrillaire de la langue : dysarthrie assez nette. Marche et station normales. Sensibilité objective : réagit à la douleur. Réflexe patellaire conservé. Pas de trépidation épileptoïde rotulienne ni plantaire. Babinski en flexion. Albuminose et lymphocytose du liquide céphalo-rachidien. La réaction de Wassermann, pratiquée sur le sérum de la malade, s'est montrée positive.

État mental : Est atteinte de paralysie générale progressive, caractérisée par la déchéance du fonds intellectuel, de l'excitation psychique avec propos abondants et puérils.

10 mars : « Depuis quand ici ? » — « Tout à l'heure ». — « Quel jour ? » — « Au printemps... l'hiver est fini heureusement pour rien ». — « Contente ? » — « Oui..., on a bien raison de dire qu'on fait des bêtises toute la vie. On est venu me voler ». — « Qui ? » — « Je ne sais pas ». — « Riche ? » — « Oh ! non... au bureau de la mairie, je touchais 90 francs ». La malade parle beaucoup. Alternatives de tristesse et de gaieté.

15 août : Agitation extrême. Loquacité incessante. « Moi je ne veux pas le divorce... je veux retourner avec lui... Il paraît qu'il y a une infirmière qui veut me tuer... etc..., etc. ».

17 octobre : « Je suis atteinte d'hystérie et je voudrais être soignée. J'ai été tellement pauvre de sang et de nourriture ! ... ». Toujours agitée. État physique bon.

23 novembre : La malade étant plus calme, on commence le traitement par la tuberculine. Poids de la malade : 54 kilos. 1re injection : 3 gouttes de tuberculine vétérinaire. Température maxima : 39°8. L'hyperthermie a duré dix-huit heures.

29 novembre : 2e injection : 3 gouttes de tuberculine vétérinaire. Température maxima : 39°5.

2 décembre : La malade est calme. Herpès des lèvres. Teinte subictérique des conjonctives.

8 décembre : 3e injection : 3 gouttes de tuberculine vétérinaire. Température maxima : 38°5. La malade est contente, parle beaucoup. Agitation motrice modérée.

15 décembre : 4e injection : 4 gouttes de tuberculine vétérinaire. Température maxima : 37°5. L'agitation n'est pas très accentuée. « Je ne sais pas si je suis Française ou non. Je sais que ma mère est née à Barcelone ». — « Mari ? » — « Il ne me donne pas de ses nouvelles ce pauvre homme, je pleure de le voir sale avec une sale chemise et une sale casquette alors qu'il avait six paires de chaussettes, deux paires de bottines et cinq flanelles ». La malade rit sans motif, s'intéresse à son mari, demande beaucoup de ses nouvelles.

21 décembre : 5e injection : 5 gouttes de tuberculine vétérinaire. Température maxima : 38°8. La malade a été excessivement agitée.

28 décembre : L'état physique devient mauvais. L'agitation persiste, l'amélioration mentale n'est pas très nette. Propos toujours incohérents. Le traitement est suspendu.

1er août 1918 : Calme depuis longtemps. Les règles qui étaient suspendues reparaissent. La malade est toujours gaie, serviable, se rend quelque peu utile. L'amnésie persiste, l'incohérence aussi. L'état physique s'est considérablement amélioré. La malade est soumise de nouveau au traitement. Nous nous sommes servi cette fois de la tuberculine de l'usage médical.

1re injection : 2 milligr. 5 de tuberculine. Température maxima : 38°4. Pas d'agitation. La malade pleure, se lamente sur son père qu'elle croit mort « Papa G... est mort ».

8 août : 2e injection : 2 milligr. 5 de tuberculine. Température maxima : 38°2. Pas de vomissements; pas de céphalées. « Je veux bâtir une maison... mais je n'ai pas d'argent ; je suis restée deux ans veuve, et je travaillais dans les champs » (pleurs).

14 août : 3e injection : 3 milligr. 5 de tuberculine. Température maxima : 39°6. La malade a vomi.

22 août : 4e injection : 5 milligrammes de tuberculine. Température maxima : 37°8. La malade commence à se rappeler de petits détails de sa vie. « A l'âge de 18 ans, j'ai rencontré mon premier mari, j'ai vécu avec lui une année, durant laquelle j'ai eu une fausse couche ; dix ans après, étant veuve, je me suis remariée ! »

31 août : 5e injection : 5 milligrammes de tuberculine. Température maxima : 38 degrés.

15 septembre : Le traitement est suspendu. L'état physique n'a pas trop souffert cette fois. Le poids de la malade n'a pas varié. Pas de gâtisme. Très active, s'occupe à faire le ménage et à laver la vaisselle.

28 septembre : La malade continue à travailler. Plus de propos incohérents. Pas d'agitation. La mémoire est bonne. « Age ? » — « 43 ans » (exact). — « Date ? » — « 28 septembre 1918 ». — « Votre mari ? » — « Il travaille à la Compagnie Transatlantique, il y a six mois qu'il n'est pas venu me voir » (exact). — « Vous voulez par-

tir? » — « Je veux bien si mon mari veut me prendre ». — « 22 + 7 ? » — « 29 ». — « 8 × 4 ? » — « 32 ». — « Guérie ? » — « Oui..., maintenant il me semble que ces piqûres que vous m'avez faites m'ont remise. Je me souviens de tout à présent ».

La malade s'agite parfois ; mais l'agitation ne dure guère que quelques heures.

Observation VIII

Jeanne-Marguerite D..., 44 ans, célibataire, entrée à l'Asile le 9 février 1918.

Antécédents familiaux : Père mort à 60 ans d'un cancer du larynx. Mère morte à 48 ans d'un ictus. Sept enfants bien portants.

Antécédents personnels : Réglée à 13 ans. Était atteinte de rhumatisme, se plaignait souvent de violentes céphalées, crises nerveuses fréquentes ; un rien contrariait la malade. Très sobre, menait une vie régulière.

Histoire de la maladie : Le début remonterait à l'année dernière, à la suite d'une chute. Depuis trois mois se plaint beaucoup de la tête, se trompait dans ses calculs, achats inconsidérés ; perte de la mémoire. Depuis quinze jours aurait eu une crise avec perte de connaissance au cours de laquelle elle a mis le feu à sa chambre. Hallucinations terrifiantes. « Oh ! cet homme !... » et cherchait à se jeter par la fenêtre pour éviter ces hallucinations.

État physique : Appareils respiratoire et circulatoire normaux. Pas de troubles menstruels. Pas d'albumine dans les urines. Réflexes irido-lumineux abolis. Inégalité pupillaire. Tremblements fibrillaires de la langue. Dysarthrie. Réflexe patellaire conservé. Pas de paralysies. La marche est normale. Babinski en flexion. La sensibilité est conservée. Albuminose et lymphocytose du liquide céphalo-rachidien. Réaction de Wassermann positive.

État mental : Est atteinte de paralysie générale progressive caractérisée par la déchéance profonde des facultés intellectuelles, la faiblesse simple des idées et du raisonnement, l'insouciance, sans délire proprement dit.

10 février : « Date? » — « C'est samedi (faux)... 1818 ». —

« Malade? » — « J'ai bien ma tête à moi... je n'ai qu'un but : c'est de bien manger et d'aller chez ma sœur vivre en famille ». — « Contente? » — « Oui ». — « Riche? » — « Non, je n'ai pas d'argent... Je gagnais très peu ».

23 avril : La malade étant dans une période de calme, le traitement par la tuberculine est commencé. Poids de la malade : 59 kilos. Nous avons employé tour à tour chez la malade la tuberculine vétérinaire et la tuberculine de l'usage médical de l'Institut Pasteur.

1re injection : 1 goutte de tuberculine vétérinaire. Température maxima : 41°2, survenue quatre heures après l'injection. L'hyperthermie a duré soixante heures. Cette période fébrile ne s'est accompagnée d'aucun signe particulier; il n'y a pas eu de vomissements.

27 avril : 2e injection : 1 goutte de tuberculine vétérinaire. Température maxima : 40°5, survenue sept heures après l'injection.

L'hyperthermie a duré vingt-deux heures. Pas de vomissements. La malade était déprimée, ne chantait plus, se plaignait d'avoir perdu ses idées.

30 avril : 3e injection : 1 goutte de tuberculine vétérinaire. Température maxima : 40 degrés, survenue six heures après l'injection. La fièvre a duré vingt heures. Pas de phénomènes d'intolérance.

2 mai : La malade est devenue malpropre, légère agitation, incontinence d'urine, dépression très profonde.

6 mai : 4e injection : 1 goutte de tuberculine vétérinaire. Température maxima : 39°8. La fièvre a duré vingt heures. La malade a l'air ahuri, visage cyanosé, pas de gâtisme. Se plaint de ne pouvoir fermer les yeux. La dépression s'accuse de plus en plus; désorientation dans le temps et l'espace. Amnésie très accusée; l'état physique est mauvais; l'amaigrissement est considérable (la malade a perdu, depuis le commencement de la cure, 12 kilos). Devant cette cachexie progressive, nous avons cru prudent d'arrêter le traitement.

26 juin : Amélioration sensible de l'état général. La malade n'est plus déprimée mais garde peu d'aptitude au travail. La mémoire n'a pas été influencée. La reprise du traitement par la tuberculine a été jugée nécessaire. Cette fois nous nous sommes servi de la tuberculine de l'usage médical.

1re injection : 2 milligr. 5 de tuberculine (ou un quart d'ampoule).

Température maxima : 39°6, survenue cinq heures après l'injection. La fièvre a duré vingt-quatre heures. La malade est déprimée, se plaint de douleurs dans les jambes.

3 juillet : 2e injection : 2 milligr. 5 de tuberculine. Température maxima : 39°8, survenue six heures après l'injection. La fièvre a duré trente heures. Pas de vomissements.

11 juillet : 3e injection : 2 milligr. 5 de tuberculine. Température maxima : 39°2, survenue quatre heures après l'injection. La fièvre n'a duré que huit heures.

20 juillet : L'amélioration mentale se manifeste nettement. La mémoire revient. La dépression a disparu, l'état physique est satisfaisant (poids de la malade : 45 kilos). En conséquence, nous arrêtons le traitement.

15 août : La malade commence à travailler dans le quartier, s'occupe toute la journée à faire de la couture. Très serviable pour ses compagnes, s'intéresse à elles. Se rend compte de son amélioration. Demande des nouvelles de ses parents.

18 septembre : « Je suis très bien, je voudrais partir... Pourquoi me garde-t-on ici ? » La malade se rend toujours utile dans le quartier. L'humeur est gaie, facies très expressif. Pas d'impulsions. L'amélioration mentale s'est donc maintenue.

Observation IX

Marie B..., femme C..., 40 ans, ménagère, entrée à l'Asile le 2 avril 1918.

Antécédents familiaux : Père mort, fluxion de poitrine. Mère vivante. Un frère et deux sœurs bien portants.

Antécédents personnels : Réglée à 14 ans. Très nerveuse. Une grossesse suivie de fausse couche. Très sobre. Son mari nie avoir eu la syphilis.

Histoire de la maladie : Le début remonterait à trois ans (1915). La malade ne pouvait plus travailler, gâchait son travail. Vendait son linge à des prix dérisoires. Achats exagérés. Perte de la mémoire. Existence irrégulière.

État physique : Tremblement fibrillaire des muscles de la langue et de la face. Gros embarras de la parole. Réflexe patellaire exagéré des deux côtés. Pas de troubles de la motilité oculaire, réflexes pupillaires conservés, pas de paralysies. La marche est normale. Albuminose et lymphocytose du liquide céphalo-rachidien. La réaction de Wassermann, pratiquée chez la malade, a été positive.

État mental : Paralysie générale progressive caractérisée par la déchéance globale des facultés intellectuelles, le puérilisme dans les idées, la satisfaction béate sans délire proprement dit.

15 avril : « Depuis quand ici ? » — « Il y a quinze jours ». — « Riche ? » — « Non, j'ai très peu d'argent à la Caisse d'épargne ». — « Combien ? » — « 300 francs ». — « Malade ? » — « Le docteur X... me faisait des piqûres à la fesse ». — « Vérole ? » — « Non ».

17 avril : La santé physique étant bonne, on commence le traitement par la tuberculine.

1re injection : 1 goutte de tuberculine vétérinaire. La malade a très peu réagi. Température maxima : 37°6.

20 avril : 2e injection : 2 gouttes de tuberculine vétérinaire. Température maxima : 38°6.

22 avril : 3e injection : 3 gouttes de tuberculine vétérinaire. La malade a vivement réagi. Température maxima : 41°2. Pas de vomissements. La mémoire est toujours troublée, pas d'agitation, état physique satisfaisant.

27 avril : 4e injection : 3 gouttes de tuberculine vétérinaire. Température maxima : 40 degrés. La malade a vomi. Pas de catarrhe oculo-nasal. « Mal de tête ? » — « Non, ça va un peu mieux ». — « Depuis quand ici ? » — « Depuis deux mois à peu près ».

30 avril : 5e injection : 3 gouttes de tuberculine vétérinaire. Cette fois la malade n'a presque pas réagi. Température maxima : 37°2. La malade se plaint de son articulation scapulo-humérale ; le gâtisme apparaît. L'état physique commence à se détériorer.

6 mai : 6e injection : 4 gouttes de tuberculine vétérinaire. Température maxima : 38°4. La malade a beaucoup souffert de cette piqûre ; a eu une crise syncopale.

15 mai : L'état physique empire de plus en plus, le gâtisme persiste ; d'autre part, l'amélioration mentale étant obtenue, on suspend le traitement.

1er juin : La malade commence à travailler, s'intéresse à ce qu'elle fait. La mémoire est complètement revenue. Point de propos décousus et incohérents, toujours calme.

20 juin : « Où étiez-vous hier? » — « J'étais voir M. le Médecin-chef qui m'a dit que mon mari lui a écrit une lettre pour lui demander de mes nouvelles. Le docteur m'a dit que j'étais guérie et qu'il allait me faire sortir bientôt! » — « Jour? » — « C'est jeudi » (exact). — « Mois? » — « Juin ». — « Depuis quand la guerre? » — « Depuis quatre ans ». — « Depuis quand ici? » — « Depuis trois mois ». — « Contente? » « Oui, monsieur... je suis tout à fait guérie... je voudrais partir chez moi; merci, monsieur le docteur, vous m'avez fait du bien avec vos piqûres. Au point de vue somatique, pas de changement dans la réflectivité. L'embarras de la parole n'est pas très accusé, la marche est plus ferme.

12 juillet : « Quel jour? » — « Vendredi » (exact). — « Ça va bien? » — « Ça va très bien... on mange assez bien, vous savez... je vais bientôt partir, j'ai écrit à mon mari de venir me prendre; il me tarde de sortir de là ».

20 juillet : La malade continue à rendre beaucoup de services dans le quartier, pas d'actes démentiels depuis la dernière injection de tuberculine. Son mari demande à l'emmener chez lui. En conséquence, une sortie d'essai est accordée à la malade.

Cette sortie n'a pas été depuis suivie de réintégration.

Observation X

Henriette D..., femme L..., 30 ans, sans profession; entrée à l'Asile le 5 mai 1918.

Antécédents familiaux : Père mort, mère vivante, 65 ans, cardiaque; sept frères bien portants. Pas d'enfants.

Antécédents personnels : Très nerveuse au moment des périodes menstruelles. Céphalées fréquentes. Pas de fausses couches. Très sobre, d'une conduite irréprochable.

Histoire de la maladie : Depuis quatre mois la malade avait une attitude anormale, aucune retenue dans les actes et les paroles; faisait ses besoins n'importe où, disait des choses scandaleuses. Depuis cinq semaines, actes désordonnés : la malade vidait ses armoires, renversait tout. Se croyait très riche, gaspillait beaucoup d'argent. A table, se servait beaucoup plus qu'elle ne pouvait manger et quand on voulait l'empêcher de faire ce qu'elle désirait, faisait des scènes très violentes. N'avait plus aucun sentiment de pudeur vis-à-vis des hommes ; se promenait parfois toute nue ; parlait souvent d'aller chercher son mari en aéroplane.

État physique : Au poumon, rien à signaler. Cœur normal : pouls régulier, 76 à la minute. Appareil digestif, rien. Pas d'albumine dans les urines. Réflexes pupillaires conservés. Inégalité pupillaire (P. G. > P. D.). Tremblement fibrillaire des muscles de la langue. Dysarthrie. Pas de Romberg. Marche normale. Sensibilités tactile et douloureuse conservées. Réflexe rotulien exagéré. Albuminose et lymphocytose du liquide céphalo-rachidien. Réaction de Wassermann positive.

État mental : Est atteinte de paralysie générale progressive caractérisée par l'euphorie béate, du puérilisme des idées, de l'excitation motrice.

12 mai : « On me disait de ne rien faire à la maison, on me laissait tout le temps tranquille... je souffre beaucoup de migraines... j'ai acheté des provisions pour mon mari... je veux aller le chercher en aéroplane... pour aller vite. Il va revenir parce que c'est une entente entre la Suisse, les Allemands et les Alliés. C'est un prisonnier de 1914 ». — « Depuis quand ici? » — « Il y a quinze jours ». — « Où, ici? » — « Je ne sais pas ». — « Riche? » — « Oui, j'ai trois bons de la Défense nationale et j'ai 1.000 francs en billets... c'est maman qui me les a donnés... j'ai aussi des obligations... ça fait en tout 7 ou 8.000 francs ».

19 juin : La malade est tranquille. La santé physique étant bonne, on commence le traitement avec la tuberculine de l'usage médical. Poids de la malade : 45 kilos.

1re injection de 2 milligrammes de tuberculine.

20 juin : L'hyperthermie n'a commencé que vingt heures après l'injection. Température maxima : 37°8. La malade est de bonne humeur, pas d'abattement.

26 juin : 2e injection de 2 milligr. 5 de tuberculine. Température maxima : 39°4, survenue huit heures après l'injection. L'hyperthermie a duré vingt-deux heures. Pendant toute la période fébrile, la malade a présenté du catarrhe oculo-nasal, un état de fatigue, mais l'humeur demeurait gaie.

27 juin : Diarrhée profuse, grande faiblesse, débâcle urinaire.

1er juillet : L'état physique s'améliore, tous les symptômes se sont amendés. La malade se lève et commence à travailler.

3 juillet : 3e injection : 2 milligr. 5 de tuberculine. Température maxima : 39°8, survenue six heures après l'injection. L'hyperthermie a duré dix heures. Pas de phénomènes d'intolérance.

11 juillet : 4e injection : 2 milligr. 5 de tuberculine. Température maxima : 36 degrés, survenue quatre heures après l'injection. La période fébrile a duré huit heures.

18 juillet : La malade continue à travailler. L'état mental s'est beaucoup amélioré ; l'euphorie a disparu ; la mémoire est revenue, le facies est plus expressif. Le traitement est suspendu. Poids de la malade : 60 kilos.

20 août : Correspond régulièrement avec sa famille, s'intéresse beaucoup à ses parents, demande à sortir. « Le médecin-chef a dit à mon beau-père que je sortirai cette semaine ». Pas d'actes désordonnés depuis un mois. Très dévouée pour ses compagnes.

26 août : Les parents de la malade demandent à la reprendre : une sortie d'essai lui est donc accordée.

Cette sortie n'a pas été suivie de réintégration.

Observation XI

Gabrielle L..., femme F..., 37 ans, masseuse, entrée à l'Asile le 6 mai 1918.

Antécédents familiaux : Père mort à 83 ans ; mère, 65 ans, bien portante ; ont eu dix enfants dont trois seulement sont morts de méningite.

Antécédents personnels : Réglée à 18 ans, mariée à 30 ans. Pas de grossesses. Fréquentes crises nerveuses surtout aux époques menstruelles. Très excitable.

Histoire de la maladie : Le début remonterait vers le milieu de 1917. La malade errait sans but des journées entières. Tenait des propos incohérents et décousus. Crises d'excitation fréquentes.

État physique : Appareils respiratoire et circulatoire : rien à signaler. Acuité visuelle, bonne; sensibilité cornéenne conservée. Inégalité pupillaire, réflexes irido-lumineux abolis. Tremblements fibrillaires de la langue, des muscles de la face et des extrémités. Dysarthrie. La marche est normale, pas de troubles de l'équilibre. Réflexe patellaire aboli. Albuminose et lymphocytose du liquide céphalo-rachidien. La réaction de Wassermann, pratiquée sur le sérum de la malade, s'est montrée positive.

État mental : Est atteinte de paralysie générale progressive caractérisée par la déchéance globale des facultés intellectuelles avec idées de satisfaction puériles; la tendance aux actes inconscients et nuisibles à autrui.

10 mai : « Depuis quand ici? » — « Je suis rentrée le 7 de ce mois... je veux m'en aller à l'hôtel, il faut dire à la sœur de me donner mes habits. Je vous invite à dîner avec moi à l'hôtel Terminus ». — « Contente? » — « Je suis une folle calme ». — « Riche? » — « J'ai 100 francs à la poste, je peux bien aller avec ça au « Chapon fin... ». La malade se lève souvent de son lit pour aller téléphoner pour qu'on prépare une voiture ou un dîner. L'humeur est gaie.

20 juin : L'état physique est bon, la malade est calme. Le traitement est commencé; poids de la malade : 44 kil. 500.

1re injection : 2 milligr. 5 de tuberculine de l'usage médical. Température maxima : 39 degrés. L'hyperthermie a duré dix-huit heures. Très abattue, triste, a vomi cinq fois; catarrhe oculo-nasal. « Je souffre un peu de la tête et de l'estomac... je ne peux plus parler ».

26 juin : 2e injection : 2 milligr. 5 de tuberculine. Température maxima : 40 degrés. L'hyperthermie a duré vingt-deux heures. La malade est moins abattue qu'à la première injection. Le catarrhe est très peu marqué. A eu trois vomissements. « Alors vous avez cru que j'étais folle?... je suis allée à Biarritz comme masseuse, mais on avait supprimé les massages et j'ai voulu rentrer à Bordeaux ». — « Depuis quand ici? » — « Depuis le 6 mai ».

3 juillet : 3e injection : 2 milligr. 5 de tuberculine. Température

maxima : 39°8. L'hyperthermie a duré quinze heures. Pas de vomissement ni catarrhe. L'embarras de la parole n'est pas trop accusé. Commence à se rappeler les petits détails de sa vie. S'anime dans sa conversation, proteste contre son internement.

11 juillet : 4e injection : 2 milligr. 5 de tuberculine. Température maxima : 39°4. L'hyperthermie a duré douze heures. Pas de phénomènes d'intolérance. La santé physique est excellente. La malade a gagné 4 kilos.

20 juillet : La malade se lève tous les jours, s'occupe toute la journée soit à faire le ménage, soit à coudre. Demande des nouvelles de ses parents et leur a adressé deux lettres leur demandant sa sortie. Au point de vue mental, on note une amélioration sensible du fonds intellectuel, le retour de la mémoire, la disparition de l'euphorie du début. Le traitement est suspendu.

16 août : L'amélioration mentale persiste toujours, la malade continue à travailler; elle est devenue une des plus actives du quartier. S'entend très bien avec ses compagnes, mais laisse échapper souvent dans ses conversations des mots grossiers. Demande toujours sa sortie qui aurait pu être accordée si ses parents en avaient manifesté le désir.

Observation XII

Jeanne L..., femme L..., 38 ans, sans profession, entrée à l'Asile le 16 juin 1918.

Antécédents familiaux : Père mort à 70 ans, mère morte à 77 ans. Deux frères bien portants.

Antécédents personnels : Rien à signaler dans l'enfance. Réglée à 14 ans. Mariée à 24 ans, a eu deux fausses couches. Mère de deux enfants bien portants. Très nerveuse. Sobre, menant une vie régulière.

Histoire de la maladie : Depuis six mois, la malade se plaignait d'anémie et de faiblesse, dépensait beaucoup d'argent, mais s'occupait bien de son ménage et de ses enfants. Correspondait régulièrement avec son mari, lui témoignait beaucoup d'affection. Quinze jours avant son internement, l'état mental s'était considérablement aggravé, à tel point qu'elle délaissait ses enfants au coin des rues, cherchait chicane à tout le monde, n'écrivait plus à son mari, désertait sa maison.

État physique : Rien à signaler au poumon. Cœur normal, pouls régulier : 78 à la minute. Pas de troubles utéro-ovariens. Pas d'albumine dans les urines. Pas de troubles de la motilité oculaire, pas d'inégalité pupillaire. Pupilles en myosis. Argyl-Robertson positif. Tremblement fibrillaire des muscles de la langue et de la face. Dysarthrie très accusée. Écriture tremblotante. Pas de paralysies. Romberg négatif, réflexe patellaire exagéré des deux côtés. Lymphocytose et albuminose du liquide céphalo-rachidien. Réaction de Wassermann positive.

État mental : Est atteinte de paralysie générale progressive caractérisée par la déchéance globale des facultés intellectuelles, le puérilisme des idées, des propos contradictoires, l'humeur alternativement gaie et triste.

17 juin : « Depuis quand ici? » — « Je ne sais pas... Je voulais aller à la messe à Saint-André. Ma fille et ma mère m'attendaient... On aurait pris une voiture ». — « Où êtes-vous? » — « Par exemple, je ne sais pas où nous sommes... je ne sais pas ce que vous dites ». La malade est déprimée, se couche, laissant sa poitrine découverte sans aucune retenue. Poids de la malade : 45 kilos.

19 juin : 1re injection : 2 milligr. 5 de tuberculine de l'usage médical. Température maxima : 40 degrés. La malade a vomi.

26 juin : 2e injection : 2 milligr. 5 de tuberculine. Température maxima : 39°8. Pas de catarrhe, mais des vomissements.

2 juillet : 3e injection : 2 milligr. 5 de tuberculine. Température maximà : 40 degrés. Le gâtisme apparaît. L'état physique commence à péricliter. Depuis la 1re injection, la malade a perdu 3 kilos.

8 juillet : 4e injection : 2 milligr. 5 de tuberculine. Température maxima : 39°7. Le gâtisme a cessé. Pas de catarrhe, mais des vomissements. « Contente? » — Oh! non, on est privé de manger. Je veux aller chez moi... dans une grande propriété avec mon mari qui deviendra très riche ». Embarras très prononcé de la parole.

15 juillet : 5e injection : 2 milligr. 5 de tuberculine. Température maxima : 39°5. Pas de vomissements. L'état physique s'améliore, la malade demande à se lever. L'amélioration mentale se dessine.

22 juillet : 6e injection : 2 milligr. 5 de tuberculine. Température maxima : 39 degrés. Pas de phénomènes d'intolérance cette fois. » Où êtes-vous? » — « A Château-Picon ». — « Date? » — « Lundi (exact) au mois de juillet 1918 ». — « Votre mari ? » — « Il est en permission... il est venu me voir la semaine dernière » (exact). L'embarras de la parole n'est pas très accusé. Le traitement est suspendu.

20 septembre : L'état physique s'est considérablement amélioré, la malade pèse 47 kilos, s'alimente très bien ; s'occupe mais se fatigue vite. L'amélioration mentale persiste, mais la malade a de temps en temps quelques idées de richesse. Le caractère reste toujours très irritable.

CONCLUSIONS

1° Le traitement de la paralysie générale par la tuberculine doit être tenté à toutes les périodes de la maladie. Mais il sera d'autant plus efficace qu'il aura été plus précoce.

2° Ce traitement a une action certaine sur la marche de la maladie qu'il arrête ou qu'il ralentit. Une proportion importante des cas traités bénéficie d'une régression et même d'une guérison apparente.

3° En réalité, la guérison n'est jamais complète. Derrière la lucidité qui peut paraître intégrale à un examen superficiel, on retrouve du puérilisme mental. La déchéance intellectuelle demeure toujours prête à suivre son cours. La persistance de l'albuminose et de la lymphocytose du liquide céphalo-rachidien témoigne de l'ininterruption du processus méningo-encéphalitique, mais les rémissions sont parfois très longues. Certaines durent depuis plus de cinq ans.

4° La tuberculine agit bien par elle-même, car nous n'avons pas associé à son administration celle du mercure selon la méthode de Wagner et Pilcz.

5° Cette thérapeutique est efficace et inoffensive à la condition d'être maniée avec prudence. Des améliorations de technique permettront sans doute d'accroître son efficacité.

6° Si imparfaite qu'elle soit, la méthode que nous avons

employée à l'Asile Château-Picon mérite d'être connue du public médical. C'est un service à rendre aux nombreux paralytiques généraux vis-à-vis desquels la médecine était, somme toute, désarmée.

37.142. — Bordeaux, impr. Y. Cadoret, rue Poquelin-Molière, 17.

www.ingramcontent.com/pod-product-compliance
Ingram Content Group UK Ltd.
Pitfield, Milton Keynes, MK11 3LW, UK
UKHW020401220726
13923UKWH00004B/1670

9 782019 240790